I0070289

T[20] f. 14 (106)

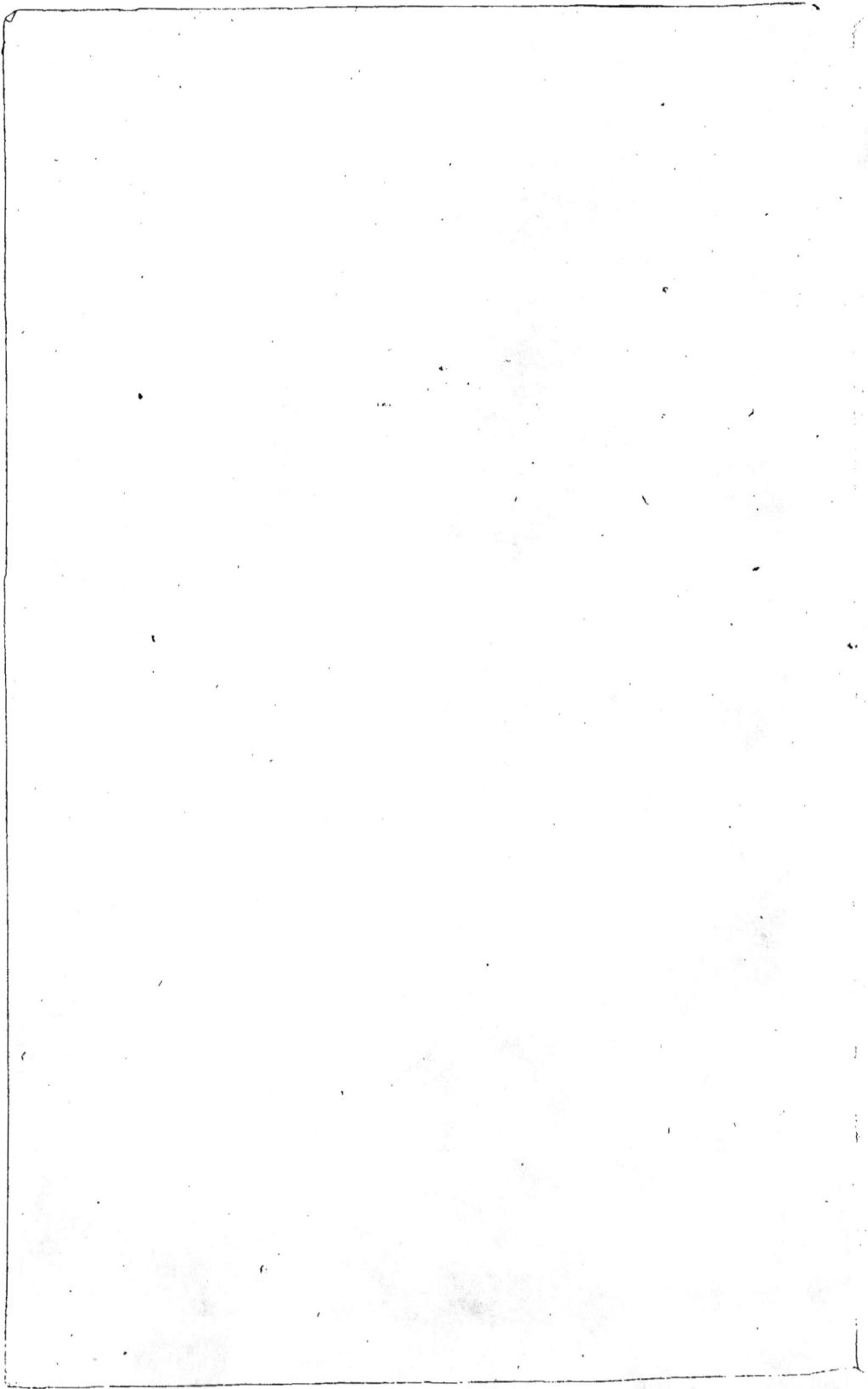

CONGRÈS DE PARIS

CONTRE L'ABUS DES SPIRITUEUX

L'ALCOOLISME

ET LES

CONDITIONS DE TRAVAIL CHEZ L'OUVRIER

BIBLIOTHÈQUE NATIONALE R.F. IMPRIMÉS

Par

Le Dr EDMOND DEFFERNEZ

MEMBRE CORRESPONDANT DE L'ACADÉMIE ROYALE DE MÉDECINE DE BELGIQUE
INSPECTEUR-MÉDECIN AU MINISTÈRE DE L'INDUSTRIE ET DU TRAVAIL

CAHORS

IMPRIMERIE TYPOGRAPHIQUE A. COUESLANT

1899

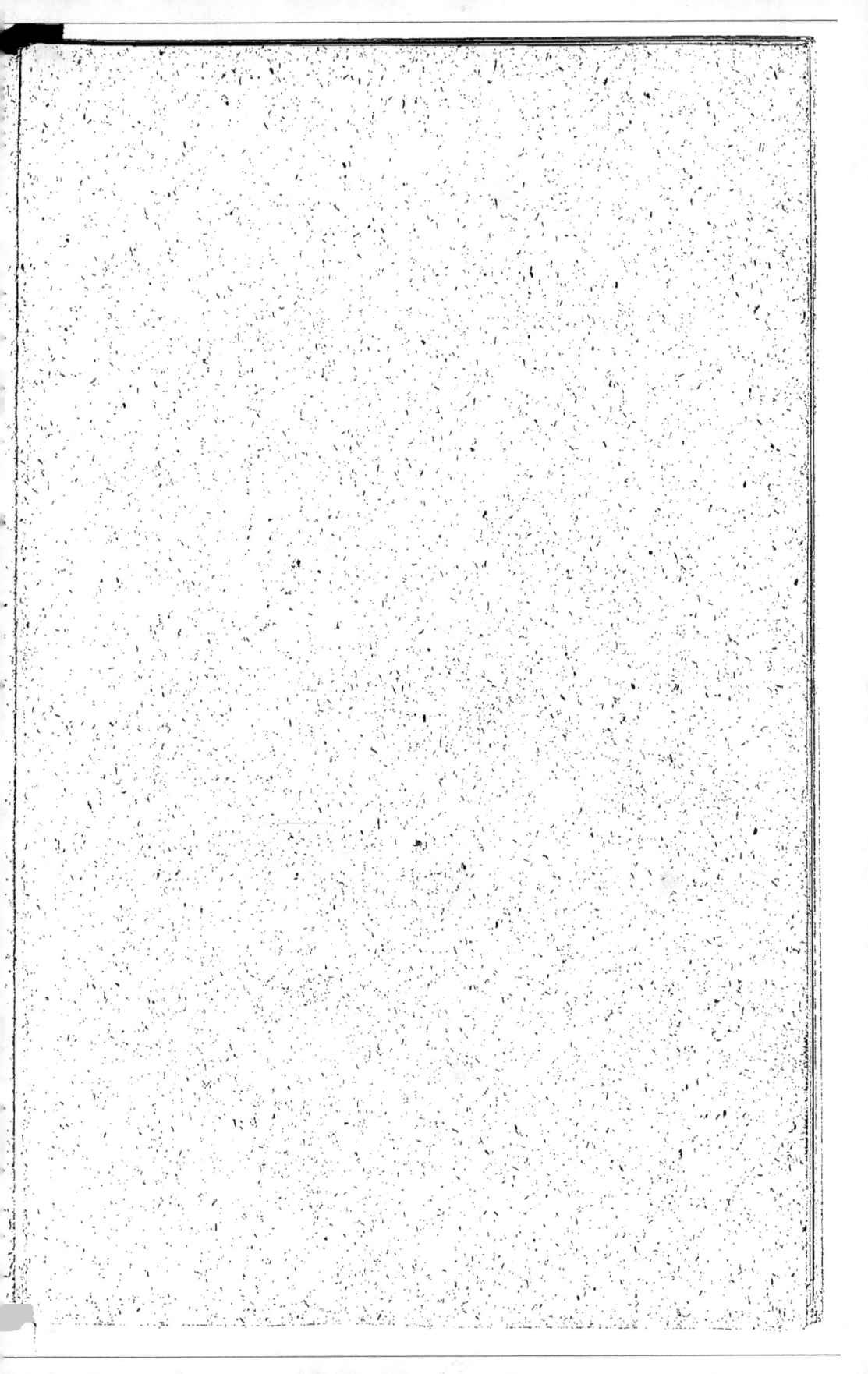

(Signé : Durand-Vaugaron)

F

34337

BIBLIOTHEQUE NATIONALE DE FRANCE
3 7531 00392000 7

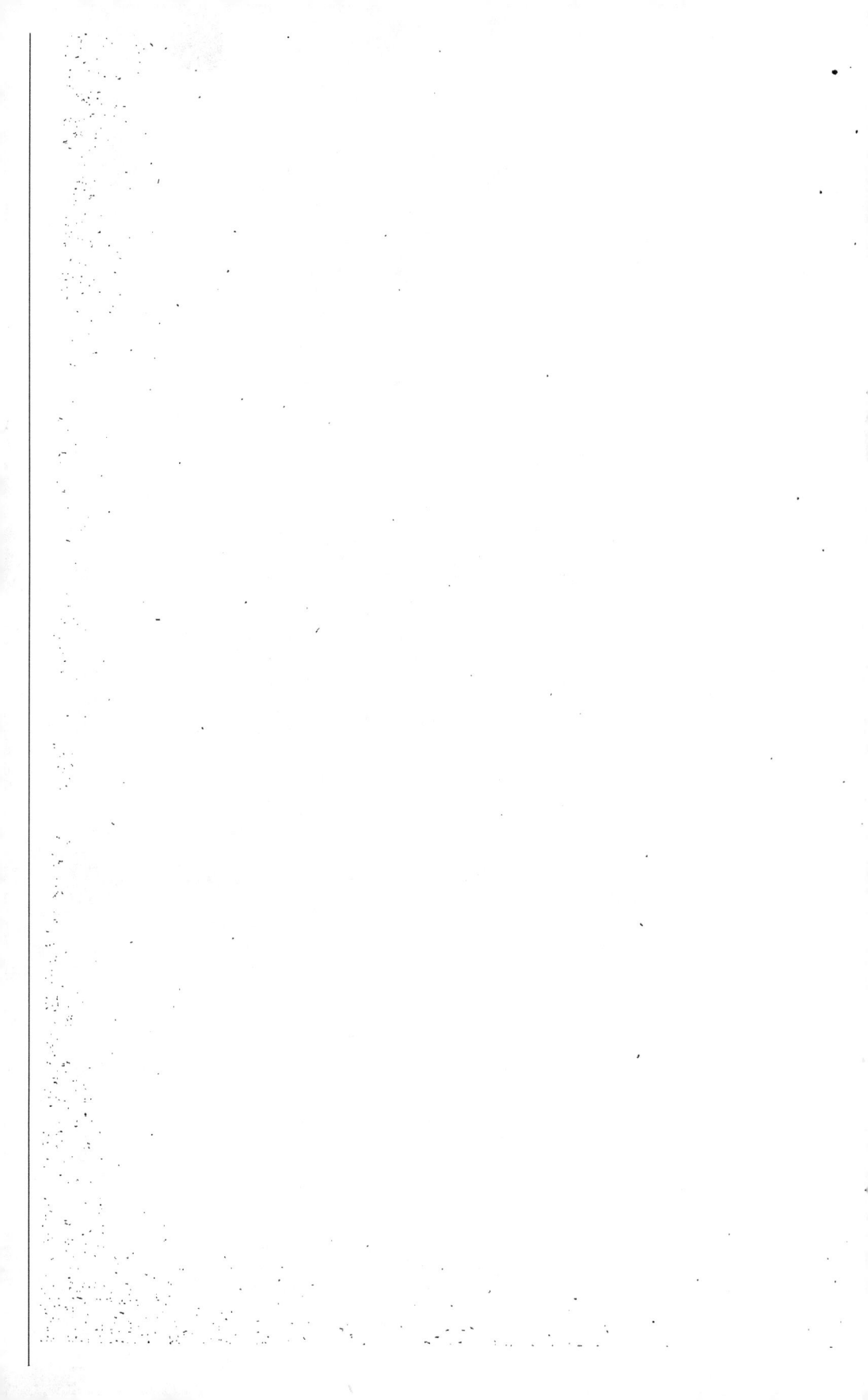

MÉMOIRES DE M. A. POEY

SUR LA MÉTÉOROLOGIE.

1° **Resumen de unas observaciones meteorologicas** hechas en la Habana, julio, agosto, septiembre y octubre de 1850, con aplicacion á los fenomenos periodicos, á la medicina é higiene. — *Anales de las Reales Juntas de Fomento y Sociedad Económica de la Habana*, tomes 2 et 3 de 1850-51, pag. 397, 38, 117 et 275.

2° **Diverses observations météorologiques** faites journellement à la Havane, du 15 juillet 1850 au 15 juillet 1851. — Publiées dans les journaux quotidiens du *Diario de la Marina*, de la *Gaceta de la Habana* et du *Faro Industrial*.

3° **Sur la quantité de pluie tombée à la Havane**, du 15 juillet 1850 au 15 juillet 1851. *Comptes-Rendus de l'Académie des Sciences de Paris*, t. XL, 1855, p. 545.

4° **Sur les Tempêtes électriques** et la quantité de victimes que la foudre fait annuellement aux États-Unis d'Amérique et à l'île de Cuba. — *Annuaire de la Société météorologique de France*, t. III, 1855, p. 47. En extrait, *Comptes-Rendus*, t. XL, p. 842.

5° **Des caractères physiques des éclairs en boules** et de leur affinité avec l'état sphéroïdal de la matière. — *Comptes-Rendus*, t. XL, p. 1183. — avec plus d'étendue, *la Science*, 7 juin 1855; — avec variante, *Ann. de la Soc. météor. de France*, 1855, t. III, p. 294.

6° **Sur la fréquence des chutes de grêle** à l'île de Cuba, des cas qui eurent lieu de 1784 à 1854, et des températures minima, de la glace et de la gelée blanche, observées dans cette île. — *Ann. de Chimie et de Phys.*, t. XLIV, 1855, p. 226. — En extrait *Comptes-Rendus*, t. XXXIX, p. 1005.

7° **Tableau chronologique des tremblements de terre** ressentis à l'île de Cuba, de 1551 à 1855. — *Nouvelles Annales des Voyages*, etc., 1855, 6° série, t. II, p. 301.

8° **Sur les éclairs sans tonnerre** observés à la Havane, du 15 juillet 1850 au 15 juillet 1851, dans le sein des cumulo-stratus isolés de l'horizon. — *Comptes-Rendus*, t. XLI, 1855, p. 75. — *Archives des Sciences phys. et nat. de Genève*, t. XXX, 1855, p. 60.

9° **Sur la force ascensionnelle qu'exercent les ouragans** à la surface du sol, comme pouvant donner lieu à la production des tremblements de terre. *Comptes-Rendus de l'Académie des Sciences*, t. XLI, 1855, p. 585.

10° **Supplément au tableau chronologique des tremblements de terre** ressentis à l'île de Cuba, de 1530 à 1855, accompagné d'une note additionnelle sur la force ascensionnelle exercée par les ouragans à la surface du sol, comme pouvant donner lieu à la production des tremblements de terre, ainsi que par l'état sphéroïdal du noyau incandescent du globe. — *Nouv. Ann. des Voy.*, rédigées par M. Malte-Brun, 6° série, 1855, t. IV, p. 286.

11° **Projet d'installation d'un observatoire météorologique à la Havane**, sous les auspices du gouvernement espagnol et de S. Ex. le capitaine-général de l'île de Cuba. — *Annuaire de la Société météorologique de France*, 1855, t. III, p. 202.

12° **A chronological table**, comprising 400 cyclonic Hurricanes which have occurred in the West Indies and in the North Atlantic Ocean within 362 years, from 1493 to 1855; with a bibliographical list of 450 authors, books, and peridiocals, where some interesting accounts maybe found, especially on the West and East Indian Hurricanes. — Journal of the royal Geographical Society, London, 1855, vol. XXI, p. 291.

13° **Analyse des hypothèses anciennes et modernes** qui ont été émises sur les *éclairs sans tonnerre*, par un ciel parfaitement serein, ou dans le sein des nuages, accompagnée d'une description des éclairs sans tonnerre observés sous diverses latitudes, et en particulier à la Havane, ainsi que d'un Essai théorique sur la nature des éclairs sans tonnerre par un ciel couvert ou serein, et d'une Note relative au développement de l'action dynamique qu'exercent les rayons solaires et lunaires dans la production des phénomènes météorologiques et de la physique du globe, ainsi qu'à la systématisation générale des recherches météorologiques. — *Annuaire de la Société météorologique de France*, 1855, t. III, p. 317-374.

14° **Sur les tonnerres sans éclairs** observés à la Havane, du 15 juillet 1850 au 11 juillet 1851, par un ciel plus ou moins nuageux. — *Comptes-Rendus de l'Académie des Sciences de Paris*, 1856, t. XLIII, p. 698.

15° **Sur l'origine et la nature des éclairs sans tonnerre et des tonnerres sans éclairs**, et Remarques à l'occasion d'une Note de M. l'abbé Raillard. — *Comptes-Rendus*, etc., 1856, t. XLIII, p. 985; — avec plus d'étendue, journal *la Science*, 30 avr. 1857.

16° **Couleurs des étoiles et des globes filants** observés en Chine pendant vingt-quatre siècles, depuis le VII° siècle avant Jésus-Christ jusqu'au milieu du XVII° siècle de notre ère. — *Comptes-Rendus*, etc., 1856, t. XLIII, p. 1123.

17° **Couleurs des étoiles et des globes filants** observés en Angleterre de 1841 à 1855. — *Comptes-Rendus*, etc., 1856, t. XLIII, p. 1202.

18° **Couleurs des globes filants** observés à Paris de 1844 à 1853, avec l'indication des traînées, des fragments, etc., diversement colorés, observés tant en Chine qu'en Angleterre. — *Comptes-Rendus*, etc., 1857, t. XLV, p. 68.

19° **Remarques à l'occasion d'une communication de M. T. L. Phipson** sur les éclairs en lames sans tonnerre, et les éclairs en zigzag avec tonnerre, et sur les pluies sans nuages. — *Comptes-Rendus*, etc., 1857, t. XLIV, p. 881. — avec plus d'étendue, *la Science*, 1 mai 1857.

20° **Considérations générales sur les manifestations électriques** à propos de mon mémoire sur les éclairs sans tonnerre, — sur la foudre sphéroïdale, — la théorie des éclairs développées par la foudre, — les tremblements de terre aux Antilles, etc., etc. — Journal *la Science*, du 23 et 30 avril, du 3, 7 et 17 mai 1851. Ainsi que les Considérations sur les éclairs en boule, par M. le vic. Th. du Moncel, dans le même journal, 10 mai 1857.

21° **Relation historique des images électro-photographiques de la foudre** observées depuis l'an 360 de notre ère (lors de la reconstruction du temple de Jérusalem) jusqu'en 1855. — *L'Athenæum* de Londres, 28 mars 1857; — avec plus d'étendue *El Eco Hispano-Americano*, Paris, 15 juin 1857.

No 1076 :6. 3475. Bis S. et arts.

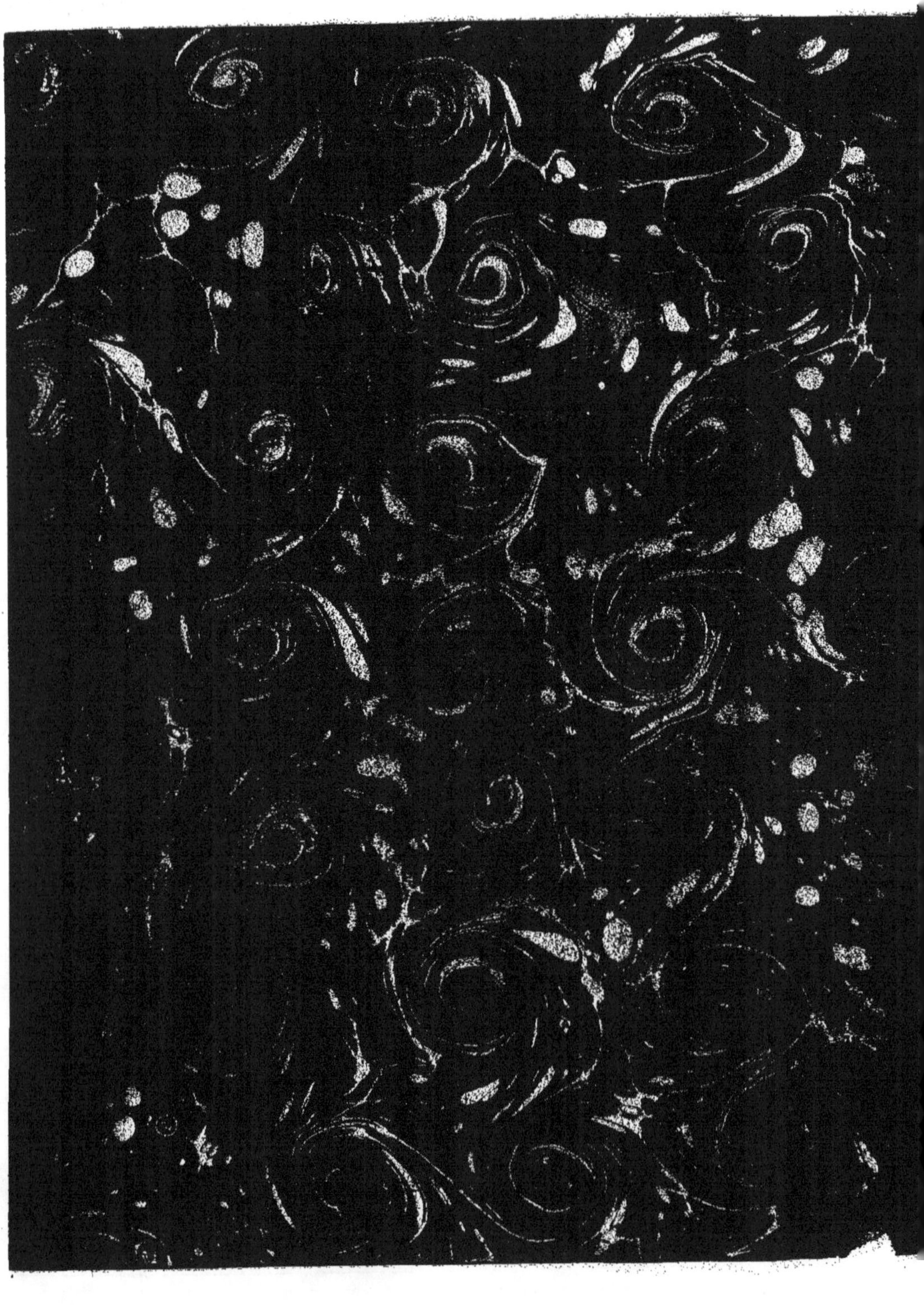

B BLIOTHEQJE NATIONALE DE FRANCE
3 7531 01367172 3

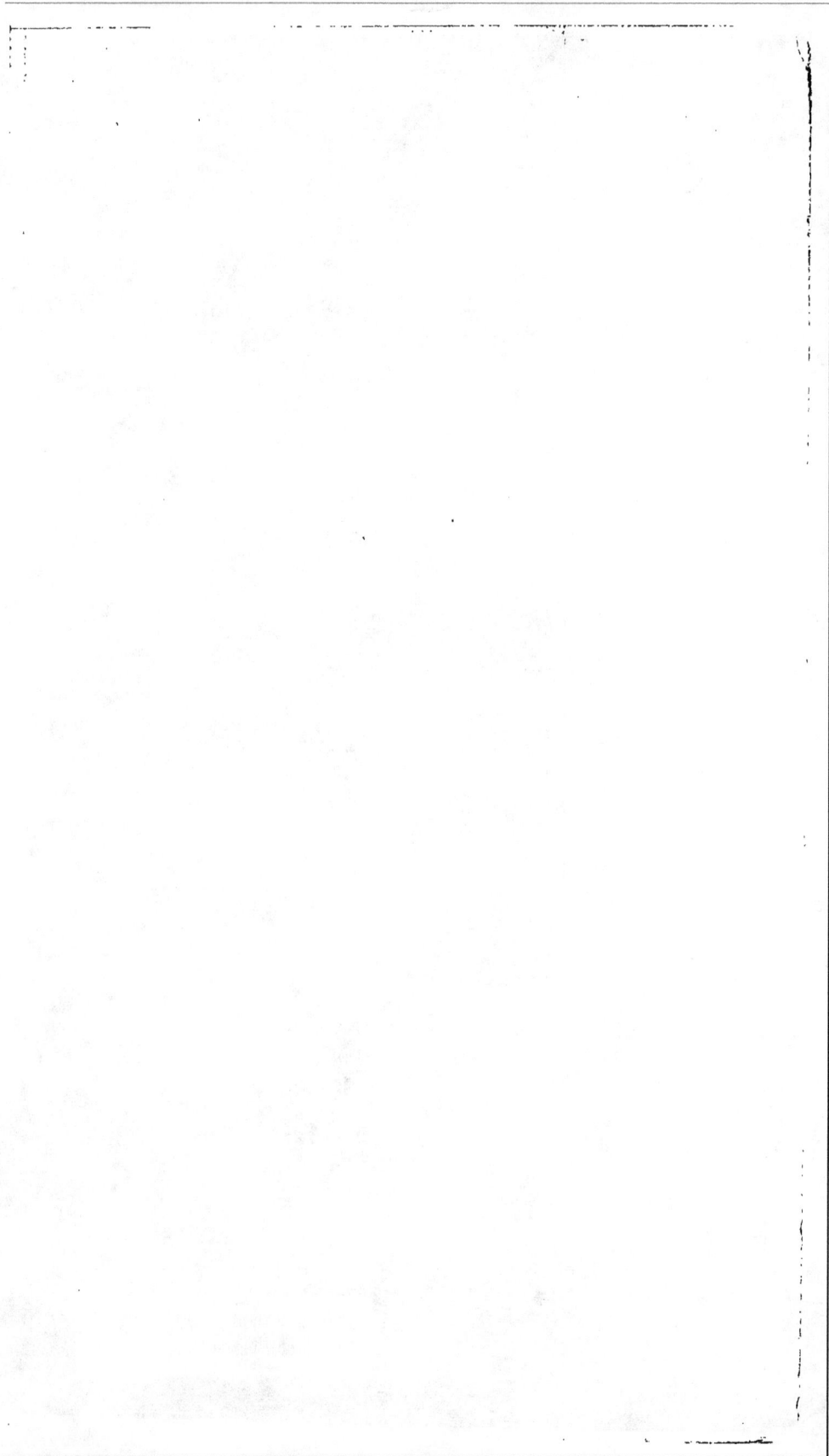

BIBLIOTHEQUE NATIONALE DE FRANCE
3 7531 03657724 6

www.ingramcontent.com/pod-product-compliance
Lightning Source LLC
Chambersburg PA
CBHW050411210326
41520CB00020B/6549